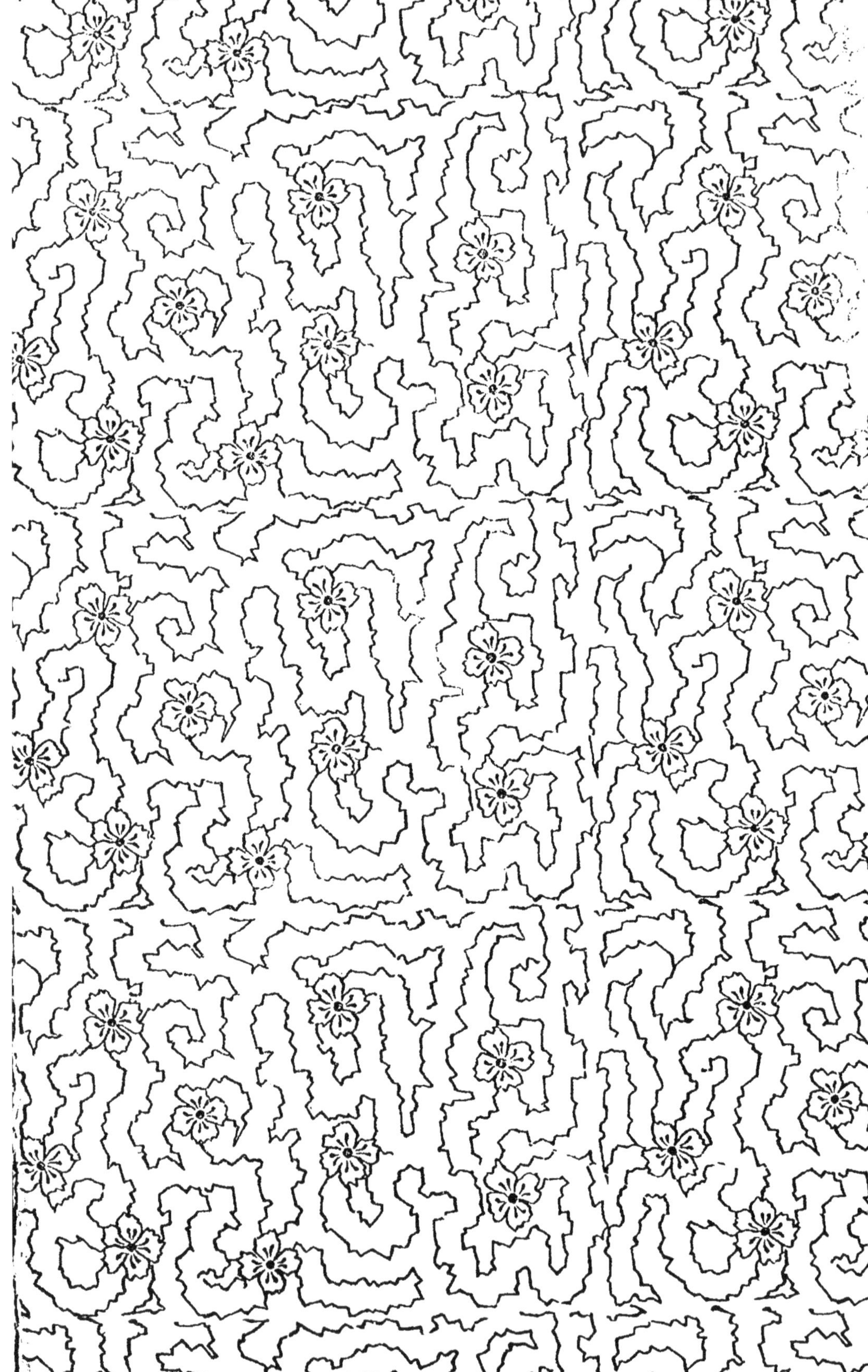

Dr Ch. PIÈTREMENT
Élève de l'École du Service de Santé Militaire.

# De la Nécrose du Testicule

consécutive à la

# Cure Radicale du Varicocèle



[illegible] Perrellon, Imprimeur
[illegible] Gambetta, 3[illegible], Lyon.

# De la Nécrose du Testicule

consécutive à la

# Cure Radicale du Varicocèle

Dr Ch. PIÈTREMENT
Élève de l'École du Service de Santé Militaire.

# De la Nécrose du Testicule

consécutive à la

# Cure Radicale du Varicocèle

Albert PERRELLON, Imprimeur
cours Gambetta, 32, Lyon.

A TOUS LES MIENS

*Je dédie ce travail,*

*en reconnaissance de ce que je leur dois.*

A MON PRÉSIDENT DE THÈSE

MONSIEUR LE PROFESSEUR MAURICE POLLOSSON

*Professeur de Médecine opératoire à la Faculté*
*Chirurgien-Major à l'Hôtel-Dieu*

---

A MONSIEUR LE PROFESSEUR AGRÉGÉ ROCHET

*Chirurgien-Major de l'Antiquaille*

*Avant de quitter la ville où nous venons de vivre trois années, nous tenons à remercier ceux de nos Maîtres qui nous ont donné des marques de sympathie; tous ceux de nos Camarades de promotion, dont l'amitié et la gaieté nous ont soutenu aux heures d'ennui.*

*Monsieur le Professeur agrégé ROCHET nous a donné la première idée de ce travail : qu'il en reçoive ici nos remerciements respectueux, ainsi que pour la bienveillance dont il nous a donné des preuves en plusieurs circonstances.*

*Monsieur le Professeur LACASSAGNE voudra bien agréer l'hommage de notre très respectueux souvenir.*

*Que Monsieur le Professeur agrégé SIRAUD enfin soit assuré de notre vive gratitude.*

CH. P.

# INTRODUCTION

La cure radicale du varicocèle donne lieu, dans des cas assez rares d'ailleurs, à une complication grave, qui est l'atrophie du testicule. Bien qu'on ait dit et écrit : « Un testicule en vaut deux, » la perte d'une de ces glandes nous semble assez redoutable, pour qu'il y ait intérêt à préciser dans quelles conditions peut se produire cette complication.

Le but que nous nous sommes proposé est précisément de rechercher quelles sont les causes qui la favorisent ; quels sont, avant d'en venir aux ligatures et aux résections veineuses, les organes à ménager dans la dissection si souvent laborieuse du cordon spermatique.

Ces cas d'atrophie sont assez rares, avons-nous dit : d'abord, il est infiniment probable que cette complication est en effet réellement peu fréquente ; car, quelles que soient les difficultés qui se dressent devant le chirurgien, vaisseaux entortillés, dilatés, sinueux, variqueux, surchargés de calcaire, aspect uniforme des artères et des veines, celui-ci, le plus souvent, arrive à reconnaître chaque organe et à les disséquer ; il ne lie, dans la majorité des cas, que ce qu'il lui plait de lier et prend les précautions habituelles d'asepsie : il faut, pour qu'un testicule s'atrophie, des circonstances spéciales, que nous chercherons précisément à délimiter dans ce travail.

Mais là n'est pas complètement, à notre avis, la raison de la rareté de ces cas d'atrophie. Il n'est point douteux, en effet, que, d'une part, la cure du varicocèle est une opération bénigne, où la réunion se fait par première intention et où la guérison est prompte ; que, d'autre part, l'atrophie du testicule peut évoluer très lentement, quoique sûrement. Le concours de ces deux faits est donc tel, qu'un malade opéré peut parfaitement sortir des mains du chirurgien, complètement guéri, sans que celui-ci songe même à le suivre. C'est donc surtout parce que les opérés de varicocèle ne sont pas suivis pendant six mois, un an et plus, que l'on observe si peu d'atrophies du testicule. Nous sommes persuadés que les observations, bien loin pourtant d'être fréquentes, sont plus nombreuses que celles que nous avons pu réunir.

Et puis, un opéré, tant qu'il lui reste un testicule normal, songe peu à celui qui va s'atrophiant, puisque ses fonctions spéciales se conservent intactes. Il faut sans doute une baisse notable dans ce que l'on nous permettra d'appeler le potentiel génésique, pour émouvoir l'attention de l'ancien opéré. Bien heureux, le chirurgien qui ne devient pas la victime de cette émotion ! puisque ce fut par vengeance que fut tué d'un coup de revolver par un de ses anciens malades le chirurgien Delpech de Montpellier : celui-ci avait opéré d'un varicocèle double son futur meurtrier, et il s'en était suivi une atrophie complète des deux testicules.

Il n'en reste pas moins un fait acquis : l'atrophie testiculaire que nous étudions est très rare.

Ce travail sera divisé en trois chapitres.

Dans le premier, nous résumerons l'anatomie du testicule et de l'épididyme, au point de vue de leur circulation artérielle et veineuse.

Dans le second, nous présenterons les observations que nous avons pu réunir, d'atrophie testiculaire post-opératoire et nous en exposerons brièvement l'anatomie pathologique.

Enfin le troisième sera employé à rechercher à quelles causes on peut rattacher cette complication.

# CHAPITRE PREMIER

## Résumé de la circulation artérielle et veineuse du testicule

Le testicule et son annexe sont irrigués par trois artères, la spermatique, la déférentielle et la funiculaire.

La spermatique, branche de l'aorte, et — suivant la majorité des anatomistes — artère principale de l'organe, s'anastomose, au-dessous du canal inguinal, avec des branches des artères mésentériques et des artères lombaires : ces anastomoses pourraient donc servir au rétablissement de la circulation, après une ligature de la spermatique. Elle donne ensuite deux ordres de rameaux : les testiculaires, dont les uns cheminent superficiels sous l'albuginée, les autres profonds dans les cloisons interlobulaires ; les épididymaires qui s'anastomosent largement avec des branches terminales de la déférentielle : ces rameaux épididymaires pourraient de même rétablir la circulation par la déférentielle, la spermatique une fois disparue dans son trajet funiculaire.

La déférentielle, branche de la vésicale postérieure (hémorrhoïdale moyenne), accompagne le canal déférent jusque dans les bourses, où elle donne des rameaux aux tuniques conjonctive, musculeuse et muqueuse du testicule. Elle s'anastomose, à sa terminaison, comme on vient de le voir, avec des branches de l'épididymaire.

Dans la majorité des cas, le calibre de la spermatique est supérieur à celui de la déférentielle. Cependant, Patruban de Vienne, pense que la déférentielle est aussi volumineuse que la spermatique et que ses anastomoses multiples suffisent à la nutrition du testicule, après la ligature de la spermatique. Daniell-Mollière se contente de dire que parfois la déférentielle est beaucoup plus volumineuse que la spermatique, qu'elle semble suppléer, et il ajoute que la bifurcation de celle-ci en ses branches testiculaire et épididymaire, se fait à des hauteurs variables. Mauclaire, dans un travail tout récent, n'admet pas l'opinion de Patruban, s'il en juge d'après les ligatures vasculaires qu'il a pratiquées : « Alessandri nie également ce fait, et il dit que Patruban n'a pas lié la spermatique. Cela est bien possible : car, à l'exemple de bien des opérateurs, nous n'avons pas toujours pu trouver la spermatique au milieu des veines variqueuses du varicocèle : quelques-unes de celles-ci sont très volumineuses, et, étant donné leurs parois très épaissies, elles peuvent être prises pour l'artère. »

Ce qui n'est pas douteux, c'est que la spermatique et la déférentielle s'anastomosent largement sur l'épididyme (Astley Cooper). Si la première vient à manquer, au dessous du canal inguinal, il lui reste deux sources où puiser le sang nécessaire à la nutrition du testicule, la déférentielle et les honteuses externes, celles-ci par l'intermédiaire de la funiculaire. En effet, Arrou en 1892, poussant une injection par la fémorale, a réussi à remplir des rameaux relativement gros sur le crémaster et la tunique fibreuse. Rappelons enfin, que la spermatique peut se bifurquer très haut ou même être double. (Cas de Loder).

Quant à la funiculaire, née de l'épigastique, elle va s'épuiser dans le crémaster et le feuillet pariétal de la vaginale, où elle s'anastomose avec la spermatique et les honteuses externes (Theile-Sappey).

Il est donc indiscutable que les trois artères spermatique, déférentielle et funiculaire s'anastomosent largement entre elles, et que, dès que l'une d'elles vient à manquer, la circulation artérielle n'est pas complètement arrêtée, grâce aux deux autres, qui ramènent le sang soit de l'épigastrique, soit de la vésicale postérieure, soit des honteuses externes. L'oblitération de l'une d'entre elles n'entraîne donc point nécessairement la suppression de la nutrition du testicule et de son annexe, l'épididyme.

La circulation veineuse du testicule est très riche. Construite à peu près sur le modèle de la circulation artérielle, elle est assurée par deux grands groupes de veines : le groupe antérieur, appelé plexus pampiniforme, qui accompagne l'artère spermatique, aborde le testicule, à la fois par le corps d'Highmore et par la tête de l'épididyme, et se jette à droite dans la veine cave, à gauche dans la veine rénale. Le groupe postérieur, celui des funiculaires, va à la queue de l'épididyme et se rend en partie dans les veines épigastriques et le plexus vésical, en partie dans le plexus pampiniforme. Toutes ces veines s'anastomosent largement et fréquemment, non seulement entre elles, mais encore avec les veines du scrotum, celles de la cloison et les honteuses externes. La ligature ou la résection d'une partie d'entre elles n'empêche donc pas la circulation de continuer par les anastomoses voisines, et ne peut donc amener fatalement un amoindrissement dans la vitalité du testicule.

Réunies en un faisceau, qui contribue à suspendre le testicule dans les diverses gaines qui l'entourent, les artères et les veines que nous venons de décrire se disposent de telle façon que, si l'on fait une coupe antéro-postérieure du cordon, on trouve, en avant, l'artère spermatique entourée de ses veines, en arrière, l'artère déférentielle, entourée également de ses veines; entre les deux paquets vasculaires, le canal déférent, accompagné de l'artère funiculaire et de ses veines.

Des nerfs très nombreux, venant du plexus hypogastrique et lombaire, et des lymphatiques allant aux ganglions lombaires et inguinaux internes, suivent le trajet des vaisseaux, noyés dans le tissu conjonctif.

Bien qu'Amussat, dans un essai d'ailleurs malheureux, ait pratiqué la ligature de l'artère spermatique dans un cas de varicocèle, c'est à une opération sur les veines qu'on s'adresse habituellement pour pratiquer la cure radicale. Quel que soit le procédé choisi (et ils sont nombreux : ligature simple, ligature double, résection entre deux ligatures, résections totales simples, excision du faisceau funiculaire avec résection scrotale bilatérale), on conçoit, d'après ce résumé de la circulation du testicule, qu'il puisse être souvent difficile de reconnaître chaque organe dans cette série de cordons variqueux, enchevêtrés, à peu près identiques, qui ont fait naître l'expression classique et imagée de « paquet de ficelle. »

# CHAPITRE II

## De la Nécrose testiculaire
## Observations cliniques. Anatomie pathologique

Avant d'entrer dans le cœur même du sujet, il ne nous paraît pas inutile de préciser certains termes.

Nous emploierons indistinctement les mots : Atrophie et nécrose. Car nous admettrons que la nécrose, étant « le processus commun d'où dépendent toutes les gangrènes aseptiques », l'atrophie en est le terme initial.

Nous entendrons par là que, étant donné un testicule sain, si on lui supprime d'une façon plus ou moins rapide son courant nutritif, les élément qui le constituent tubes séminifères, tissu conjonctif, etc, vont dégénérer de telle sorte qu'ils vont se surcharger d'éléments anormaux et diminuer de volume au fur et à mesure que les échanges sanguins se ralentissent, jusqu'à ce que, ces échanges finissant par devenir trop insuffisants, les éléments déjà altérés et amoindris, au point de vue anatomique et physiologique, soient frappés de mort ; à ce moment, la nécrose sera constituée.

Nous entendrons donc par atrophie, le résultat de désordres moyens ou de désordres au début ; par nécrose, le résultat de désordres graves ou de désordres en pleine évolution. Aussi, au point de vue spécial qui nous occupe, emploierons-nous indistinctement les mots atrophie et nécrose.

Les observations en sont donc très rares : nous n'en avons pu en effet réunir que trois : deux de Volkmann, publiées par Miflet, de Kiew, en 1879, la troisième de M. le Professeur agrégé Rochet.

Nous noterons immédiatement que dans la première observation de Volkmann, l'artère spermatique avait été coupée par mégarde ; et que dans les deux autres, elle avait été conservée intacte.

Voici ces trois observations :

### OBSERVATION I (de Volkmann).

Albert Zieger, 20 ans, homme robuste et bien portant, entre le 11 mars 1878 avec un varicocèle gauche. Bien qu'il soit volumineux, le malade ne s'en est aperçu que depuis un an. Il n'a pas remarqué que son affection influât en quelque chose sur ses occupations — il est clarinettiste — mais, surtout depuis ces derniers temps, elle l'a énormément fatigué et d'une façon croissante. Il se plaint de douleurs lancinantes, par moment intolérables, dans le testicule gauche, douleurs qui s'irradient dans l'abdomen et dans les lombes, surviennent surtout au repos, et parfois se font sentir dès qu'il est assis. Après un long repos, la bourse gauche est deux fois plus grosse que la droite, relâchée et descend bas. On sent les cordons habituels en vers de terre : le testicule gauche est flasque et mou, mais non sensiblement atrophié.

Le 19 mars, le cordon est mis à nu par une longue incision. Les veines du plexus pampiniforme sont extraordinairement dilatées, serpentines, sinueuses, avec parois épaissies, et entourent de leurs sinuosités les principaux troncs veineux. Le paquet principal est extirpé sur une étendue d'environ deux pouces et demi, après une assez laborieuse dissection du canal déférent, qui n'est pas enlevé. Tout près de la tête de l'épididyme, on ouvre la vaginale. On s'aperçoit qu'en même temps on a coupé la spermatique interne (1). On la ligature au-dessous et au-dessus. L'épididyme est transformé par une ectasie de ses vaisseaux veineux en une tumeur caverneuse, d'où partent un certain nombre de grosses veines sinueuses, qui s'avancent jusque sur le corps même du testicule. Ligature au milieu de l'incision comme après une opération d'hydrocèle. Sutures de la vaginale au scrotum. Pansement antiseptique.

22 mars. — Nouveau pansement. La plaie est aseptique : mais le testicule est insensible.

27 mars. — Le testicule est totalement nécrosé. Aussi en excise-t-on la moitié. Aucune réaction autour de la plaie, ni au scrotum.

31 mars. — On enlève de nouvelles parties du testicule nécrosé.

8 avril. — Plaie cicatrisée, sauf en un petit point superficiel. Dans le scrotum, à l'extrémité du cordon, on sent une petite masse dure et allongée, qui parait être une partie de l'épididyme. Cependant, on se trouve peut-être aussi en présence d'une infiltration plastique et d'un nodule de cicatrisation, de sorte qu'on ne peut se faire une opinion fixe sur la nature de ce corps.

## OBSERVATION II (de Volkmann).

Henri Brick, 26 ans, de Himmelwitz, entre à la clinique le 26 mars 1878 avec un varicocèle gauche. Le scrotum est pendant, relâché, et, comme les veines sont grosses, on les sent presque jusques au milieu de la cuisse.

Opération identique à celle du cas précédent, mais un peu moins longue. Après isolement du cordon, apparaissent deux gros troncs

(1) Les Allemands entendent par spermatique interne la spermatique des anatomistes français, réservant à notre funiculaire le nom de spermatique externe.

artériels, dont le plus gros, considéré comme l'artère spermatique interne, est isolé et conservé intact. Le second est coupé et ligaturé. Pour le reste, on extirpe aussi le paquet principal des veines ectasiées, et on ouvre la tunique vaginale à la partie supérieure du testicule. Malgré la grosseur considérable, l'allongement et le mauvais état des veines de l'épididyme et du cordon, celles-ci sont beaucoup moins malades que dans le cas précédent.

Soins opératoires et suites analogues à ceux de l'observation I. Suites aseptiques, mais nécrose du testicule.

Il est vraisemblable ici que l'épididyme est cependant conservé tout entier ou en grande partie. Mais il est difficile de résoudre la question, parce qu'il se forme une forte infiltration périvaginale, de sorte que, comme le malade part le 11 mai, on ne peut établir, si le testicule existe et spécialement quel en est le volume, dans la tumeur dure et volumineuse presque comme une grosse noix, que l'on perçoit à travers le scrotum à l'extrémité du cordon.

OBSERVATION de M. le Professeur-agrégé Rochet (inédite).

X..., âgé de 20 ans.

Varicocèle gauche très volumineux, descendant très bas le long de la cuisse et douloureux, empêchant tout effort prolongé et toute marche un peu longue. Le testicule gauche est moins gros que celui du côté opposé, mais cependant ne présente pas d'atrophie visible. Le malade, que le suspensoir ne soulage pas, demande à être opéré.

L'opération consista dans la ligature du paquet veineux antérieur, qui était de beaucoup le plus développé, en prenant soin de rechercher la spermatique : on laisse celle-ci, entourée de deux ou trois petites veines, en dehors de la ligature, qui porte, en bas, tout près du testicule, en haut à cinq centimètres environ au-dessus. Puis on résèque toute la partie intermédiaire. En arrière, on sectionne également entre deux ligatures deux ou trois gros cordons variqueux, mais sans se préoccuper des artères, qui sont en arrière du cordon, pensant la nutrition suffisamment assurée par la spermatique en avant.

L'opération ne présente rien de particulier comme suites : aucune infection consécutive.

Au bout de huit jours, alors que tout paraissait fini, on s'aperçut que deux points de suture lâchaient à la partie inférieure de la plaie. Puis, les jours suivants, des sutures lâchèrent encore, et, par dessous la plaie désunie, on aperçut le testicule qui avait une teinte un peu jaune et paraissait affaissé. Il était évident qu'il évoluait du côté du sphacèle. Ce sphacèle, d'abord limité à la partie antérieure de la glande, continue progressivement, et au bout de peu de temps, la glande était tout à fait gangrenée. Ses débris s'en allaient comme les débris cellulaires d'un phlegmon diffus. A un moment donné, pour hâter la réparation de la plaie, on dut couper d'un coup de ciseaux tout ce qui restait : tout se passa du reste sans incidents, sans fièvre : ce fut une nécrose aseptique.

L'artère spermatique avait été conservée. Mais toutes les veines du plexus antérieur avaient été enlevées, à l'exception de deux ou trois veinules, et plusieurs des veines du plexus postérieur aussi. On peut donc peut-être expliquer le sphacèle, par une résection veineuse trop étendue, ou alors par une artérite oblitérante de la spermatique à la suite de l'irritation opératoire. Peut-être aussi s'est-il produit une torsion de cette artère, au moment où on réintégrait le testicule dans les bourses, accident favorisé par la longueur de la tige qui supportait le testicule.

Avant d'interpréter ces trois observations et de rechercher à quelles causes probables on peut rattacher, dans ces divers cas, la complication que nous étudions, il nous paraît utile de préciser quels sont les caractères de cette nécrose testiculaire, et d'étudier par quel processus intime la glande dégénère en une « petite masse dure », suspendue à l'extrémité du cordon, ou en débris « qui s'en vont comme les débris cellulaires d'un phlegmon diffus ».

Il serait assez difficile de se rendre compte de la progression de ces lésions, d'après les simples constatations cliniques, si l'expérimentation ne nous venait ici en aide. Nous nous en rapporterons à l'étude qu'en 1873 Chauveau en a faite incidemment, dans un mémoire intitulé « Nécrobiose et Gangrène », pour rechercher « avec la rigueur des expériences faites en vase clos sur la fermentation putride, les agents auxquels doivent être attribués les phénomènes de putréfaction vraie qui s'attaquent aux matières animales dans l'organisme vivant.

Nous ferons ensuite un large emprunt aux recherches histologiques qu'a publiées J. Miflet en 1879, sur l'évolution du testicule, quand on ralentit sa nutrition par des ligatures variées de son pédicule vasculaire.

Résumons d'abord les constatations qu'a faites Chauveau au point de vue macroscopique.

Chauveau a commencé par rechercher ce qui advient du testicule, une fois la circulation arrêtée, quand il reste absolument soustrait à l'influence du milieu extérieur ou à l'intervention de toute condition autre que celle qui a déterminé la mortification. L'opération qui réalise d'une façon parfaite ces conditions idéales est connue depuis un temps immémorial ; c'est le bistournage appliqué plus spécialement aux animaux de l'espèce bovine et ovine. Cette opération, incomparable par sa facilité et sa rapidité d'exécution, appliquée, depuis son invention, dont l'origine remonte au moyen âge, à des milliards d'animaux avec une innocuité absolue, consiste à pratiquer, avec la main seule, la torsion sous-cutanée du cordon spermatique dans l'intérieur de la poche dartoïque.

La mortification cellulaire qui en résulte est ou ne

peut plus complète. Jamais la circulation une fois arrêtée dans le parenchyme testiculaire ne parvient à s'y rétablir. Et cependant, jamais ce parenchyme n'entre en putréfaction : c'est le type parfait de la nécrobiose.

Voici les conclusions des expériences de Chauveau :

« Lorsqu'un testicule a été isolé, par la rupture sous-cutanée du cordon spermatique, l'organe, couvert de l'enveloppe fibro-musculaire formée par les tuniques celluleuse et érythroïde, est libre et flottant dans la cavité du dartos. C'est ainsi qu'il se montre, quand on incise celui-ci après une opération complétement réussie.

Cet organe, ainsi isolé, ne tarde pas à se greffer par la surface extérieure du sac fibro-musculaire qui l'enveloppe, sur la surface intérieure de la cavité du dartos. Dès le surlendemain de l'opération, les adhérences entre les deux surfaces sont déjà d'une certaine solidité. Les deux feuillets de la gaine vaginale se soudent l'un à l'autre d'une manière concomitante. Bientôt la circulation se rétablit dans ces diverses membranes, par l'intermédiaire des branches scrotales des vaisseaux honteux externes. Les vaisseaux de l'enveloppe fibro-musculaire deviennent d'abord perméables, puis un réseau vasculaire très fin s'établit entre les deux feuillets de la gaine vaginale. La greffe de l'organe sur la paroi de sa cavité de réception est alors complète.

Après avoir été détruite une première fois, cette greffe se reforme d'ailleurs avec la plus grande facilité. Certains détails racontés dans un autre paragraphe montreront mieux encore la ténacité de cette propriété, en vertu de laquelle l'organe testiculaire isolé tend à se souder avec les parties vivantes avoisinantes. Il n'y a pas de fait plus démonstratif des immenses avantages présentés par les opérations sous-cutanées.

Quand, au lieu de la rupture, on a pratiqué la torsion simple du cordon spermatique, et que le testicule a été refoulé au milieu du tissu conjonctif sous-cutané du pli de l'aîne, la greffe de l'organe s'opère de la même manière, sur les parties avoisinantes, par l'intermédiaire des vaisseaux de ce tissu conjontif.

Quelles que soient les conditions dans lesquelles s'effectue cette greffe vasculaire, elle reste toujours limitée à la périphérie de l'organe. Le réseau vasculaire très fin projeté par le feuillet pariétal de la gaîne vaginale dans le feuillet viscéral, reste donc superficiel par rapport au testicule. Ce réseau ne va pas au-delà de la membrane propre de l'organe. Les meilleures injections ne pénètrent pas dans les vaisseaux de la substance testiculaire, pas plus dans les canaux volumineux qui rampent immédiatement sous la tunique albuginée que dans les capillaires des parties profondes. Il importe de répéter et de bien affirmer ce fait fondamental : la circulation ne se rétablit jamais dans cette substance.

Les conditions du testicule ainsi privé de vie et cependant greffé par sa périphérie sur des parties vivantes constituent un des plus beaux types de l'état connu sous le nom de nécrobiose. L'organe passe par les diverses phases de la régression graisseuse. Comme les produits ultimes de cette métamorphose sont absorbés par les vaisseaux périphériques, le testicule s'atrophie lentement, mais sûrement. Il finit ainsi par disparaître soit complétement, soit à peu près complétement. C'est la destinée à laquelle il est fatalement condamné.

Cette transformation des substances protéiques constitutives du tissu testiculaire en corps gras absorbables développe dans ce tissu une faible odeur d'huile rance, mais jamais la moindre odeur de putridité vraie. »

Telles sont, d'après les expériences et les constatations de Chauveau sur le testicule du bélier, les caractères macroscopiques de l'atrophie qui nous occupe. Ce sont, en deux mots, ceux d'une nécrose aseptique.

Voyons maintenant quels en sont les caractères microscopiques. Cette étude a été faite en 1879, par J. Miflet, qui fit sur des chiens de nombreuses expériences, dont nous donnerons plus loin le résumé, quand nous rechercherons les causes de l'atrophie testiculaire, après la cure du varicocèle.

Ces expériences consistaient à poser des ligatures sur les veines, soit sur la spermatique, soit sur les deux à la fois; ou bien à créer des embolies dans la spermatique, soit avec du mercure, soit avec une solution d'oxyde jaune dans l'eau salée. Longtemps après, on pratiquait la castration et l'on examinait le testicule atrophié, après durcissement, et coloration à l'hématoxyline et au picrocarmin.

Tout d'abord — et ce fait est déjà noté par Chauveau — les enveloppes les plus externes du testicule ne se comportent pas du tout comme la glande elle-même. Presque constamment, alors que le parenchyme glandulaire évolue nettement vers la nécrose, le scrotum reste sain, sauf cependant dans les cas de ligature purement veineuse, où il devient rouge, tendu et œdématié, et dans certains cas d'embolie de la spermatique, où il présente les symptômes d'une violente inflammation. Enfin, la vaginale réagit d'habitude très peu à ces changements circulatoires : l'exsudat séreux ou séropurulent est rare. Notons immédiatement que le fait n'a rien d'étonnant, les vaisseaux nourriciers des enveloppes étant différents de ceux du testicule.

Au contraire, le parenchyme glandulaire montre une très grande susceptibilité à l'égard de ces modifications. Tout arrêt dans le cours du sang dans la spermatique amène une perte totale ou partielle de la substance glandulaire : constamment, on observe des infarctus hémorrhagiques. Ceux-ci sont presque toujours au voisinage de l'épididyme, et toujours immédiatement sous l'albuginée. Les capillaires et les gros vaisseaux veineux les plus excentriques sont remplis de sang : les centraux sont vides. De nombreux globules rouges flottent çà et là dans l'intervalle des canaux séminifères.

« Cette situation, tout à fait typique des infarctus hémorrhagiques exclusivement à la périphérie du testicule, semble, dit Miflet, être sous la dépendance de la disposition des vaisseaux ».

Quant aux altérations histologiques du parenchyme glandulaire, elles se comportent différemment suivant la manière dont on a modifié la circulation,

Quand il y a eu embolie, puis ligature de la spermatique, ce qui frappe, ce sont les changements dans l'aspect des canaux séminifères de la périphérie. En quarante-huit heures, les cellules de ces canaux ne sont plus qu'une masse homogène où les noyaux se colorent peu ou pas, où les limites intercellulaires ont disparu : la lumière de ces canalicules est obstruée par des masses granuleuses. Sur ce fond dégénéré et flou se détachent très vivement les têtes fortement colorées des spermatozoïdes, qui se montrent extraordinairement résistants. Les espaces intercanaliculaires sont bourrés de globules rouges. Peu à peu apparaissent les cellules lymphatiques, de plus en plus nombreuses à mesure qu'évolue la dégénérescence. C'est le tableau histologique de l'infarctus hémorrhagique.

Dans les parties centrales de l'organe, on observe les signes de l'infiltration cellulaire, état homogène des cellules, noyaux faiblement colorés, surcharge graisseuse des canaux et des espaces intercanaliculaires, capillaires sanguins vides, amas de granulations disséminés dans le tissu conjonctif. Le processus de nécrose perd donc de son intensité à mesure qu'on s'éloigne des couches les plus externes du testicule, c'est-à-dire que l'évolution dégénérative prend en dernier lieu la partie centrale de la glande. Dans un cas seulement Miflet observa un coin régulier d'infarctus, dont le sommet était au centre du testicule ; tout le reste de la glande était sain. Cette dégénérescense des canaux séminifères et du tissu conjonctif correspond à un état pathologique, qui conduit à bref délai à l'atrophie totale de l'organe.

Quand il y a eu ligature simultanée de la spermatique et des veines du cordon, les altérations pathologiques récentes ne diffèrent guère de celles que l'on vient d'exposer ; aspect homogène des cellules lymphatiques, mais surtout aux couches périphériques de la glande, les lésions devenant de moins en moins graves à mesure qu'on se rapproche du centre de l'organe.

Telles sont les altérations que l'on observe, à une époque peu éloignée de l'opération, c'est-à-dire quand la castration a été pratiquée quelques jours après les ligatures ou embolies des vaisseaux du cordon.

Passons aux altérations éloignées.

La dégénérescence glandulaire conduit à l'atrophie de tout l'organe et à la ruine des canaux séminifères, qui sont remplacés par du tissu conjonctif de néoformation. Ce tissu prend naissance à la place de l'infiltration cellulaire interstitielle et commence dans les couches excentriques de la glande. Il est d'autant plus abondant que le processus de dégénérescence est plus actif : « Aussi, dit Miflet, les formations conjonctives interstitielles ont-elles atteint leur maximum après la ligature de la spermatique seule. Un testicule extirpé six semaines après cette opération ne présente au microscope, immédiatement sous l'albuginée, que du tissu conjonctif de cicatrisation, formé de grosses cellules d'un jaune brun, par ci, par là abondantes, la plupart du temps disposées en rangs (en partie reconnaissables comme des restes de canalicules séminifères) : de petits grains nombreux d'hématoïdine, et d'une quantité de gros vaisseaux oblitérés par des thrombus organisés et remplis d'un sang, en partie bien conservé, en partie en voie de désorganisation. Au voisinage du centre de l'organe, on rencontre des canalicules remplis de fins débris granuleux, et, entre les mailles, un abondant tissu conjonctif de néoformation... Une aussi forte hypertrophie du tissu conjonctif interstitiel conduit finalement à un ratatinement de tout l'organe, terminaison observée même chez l'homme d'un processus inflammatoire du testicule. »

Quant aux modifications de l'épididyme, elles sont inconstantes. Elles n'apparaissent qu'après certains modes de ligature des éléments du cordon, plus particulièrement après la ligature de la spermatique seule. Elles sont tout à fait analogues à celles du testicule. Souvent, l'épididyme reste intact, à côté d'un testicule complètement dégénéré. Dans les cas d'embolies artérielles, suivies de nécrose totale du testicule, Miflet a observé, en effet, qu'il se formait une ligne de démarcation tout près de l'épididyme, celui-ci étant totalement conservé.

Telles sont les altérations histologiques du testicule consécutives aux opérations faites sur les éléments vasculaires de son pédicule. Avant de passer à un autre chapitre, nous noterons — et le fait aura plus loin son importance — que le testicule du chien n'est que jusqu'à un certain point comparable à celui de l'homme : car il réagit très facilement à toute modification dans son courant sanguin, et se montre beaucoup plus sensible.

En résumé, des expériences de Chauveau et des examens microscopiques de Miflet, il ressort donc nettement que :

1) L'atrophie testiculaire en question a comme terme final la nécrose aseptique de l'organe ;

2) Cette atrophie est une hypertrophie du tissu conjonctif interstitiel, avec une dégénérescence granulograisseuse des tubes séminifères.

Abordons maintenant la troisième partie de notre étude, pour chercher à préciser dans quelles conditions peut se produire la nécrose testiculaire, quand le chirurgien, en s'attaquant aux veines du cordon, a modifié les conditions de circulation de la glande.

Il ne faut pas oublier les faits contradictoires cités partout, où l'on a vu des testicules s'atrophier, toutes les artères laissées intactes, et d'autres ne rien perdre de leur vitalité, alors qu'on avait coupé la spermatique et plus.

# CHAPITRE III

## De la Nécrose testiculaire postopératoire
## Ses causes probables

On sait que, dans la très grande majorité des cas, un varicocèle, à moins qu'il ne soit au début ou peu développé, est concomitant d'une certaine atrophie du testicule, qui est, soit plus petit, soit moins rénitent que le testicule sain.

Pourquoi alors chercher dans une faute opératoire ou dans une lésion intercurrente la raison de la nécrose post-opératoire? Pourquoi ne pas admettre que l'évolution de l'atrophie continue graduellement après l'opération et se termine par la nécrose?

Cette hypothèse ne souffre pas l'examen d'un instant, d'abord parce que la nécrose post-opératoire du testicule se fait d'une façon rapide, en quelques semaines au maximum, si nous nous en rapportons aux observations cliniques, au lieu que l'atrophie du varicocèle est particulièrement lente et met plusieurs années à devenir évidente. De plus, et c'est là l'argument capital, la règle, après une cure radicale de varicocèle, est que le testicule atrophié reprend le volume et la rénitence du testicule sain.

Si l'atrophie continue après l'opération et se hâte vers la nécrose, c'est l'opération qu'il faut incriminer.

Or, le chirurgien qui opère un varicocèle — les résections scrotales mises à part — porte son bistouri sur le cordon spermatique. De quoi est composé ce cordon? D'artères, de nerfs, de veines, de lymphatiques. Le testicule diminue, devient insensible, pâlit, passe au jaune, puis tourne à rien et s'élimine. Il faut en rendre évidemment responsable, sinon un coup de bistouri de trop, du moins une manœuvre inopportune sur quelque artère, quelque veine, quelque nerf ou quelque lymphatique. Qu'on nous permette de laisser de côté les lymphatiques, dont le rôle semble tout à fait secondaire, étant donné leur richesse et la quantité qu'il en peut rester, quand bien même il en aurait été sectionné un grand nombre. La nécrose tient donc à une cause artérielle, à une cause veineuse, ou à une cause nerveuse. C'est dans cet ordre que nous allons présenter la question.

## I°. — ROLE DES ARTÈRES DU CORDON DANS LA NÉCROSE TESTICULAIRE.

Les anatomistes et les cliniciens, au moins en France, sont d'accord pour admettre que l'artère spermatique joue un rôle capital dans la nutrition du testicule. Or, il se passe pour le testicule ce qui se passe pour un organe quelconque : Qu'on supprime l'artère nourricière et l'organe s'atrophie. Une embolie dans une branche de l'artère pulmonaire ne donne-t-elle pas un infarctus dans le territoire correspondant? Ne lie-t-on pas la linguale dans certains cancers de la langue? Cohnheim cite dans l'économie cinq organes, la rate, le cerveau, la rétine, le rein et le poumon, dans lesquels on a observé des infarctus hémorrhagiques par obstruction des artères principales ou de leurs branches.

La suppression de la spermatique doit donc amener l'atrophie du testicule. Et cette loi générale serait d'autant plus vraie pour le testicule, d'après Cohnheim, que la spermatique serait une artère terminale, analogue aux artères intracérébrales. Sans aller jusque là, il est rationnel de supposer que l'oblitération de la spermatique arrête la nutrition du testicule ; les faits cliniques et expérimentaux le prouvent.

Mettons à part tout d'abord les cas où il y a eu nécrose testiculaire, mais où on a lié plus que la spermatique seule, c'est-à-dire les neuf expériences de White sur le chien, les deux expériences d'Albarran sur le même animal, et enfin le cas clinique de Bazy (cité par Routier). Ces trois chirurgiens avaient pratiqué la ligature en masse du cordon, les deux premiers dans un but expérimental, le troisième pour traiter un prostatique.

Laissons également de côté les cinq expériences faites par Albarran et Motz sur le chien (dans un but d'ailleurs différent, celui d'étudier la prostate) et consistant dans une angioneurectomie partielle du cordon : ces auteurs réséquaient tout, sauf le canal déférent, la déférentielle et quelques veinules, et obtenaient l'atrophie du testicule.

Car il se pourrait que dans ces divers cas, l'atrophie

glandulaire fut due, non pas à la ligature de la spermatique, mais soit à celle des autres vaisseaux artériels ou veineux, soit à des sections nerveuses.

Bornons-nous donc aux résultats que donne l'oblitération de la spermatique seule.

Wardrop (note of his edition of Baillie's Works) rapporte un cas très intéressant, dans lequel un anévrisme de l'aorte descendante entraîne l'oblitération des deux spermatiques et une atrophie consécutive des deux testicules.

Meyer rapporte deux cas, l'un de Niemann, l'autre de Scarenzio, qui observèrent la nécrose par thrombose de la spermatique interne.

Thomas Curling dit avoir déterminé l'atrophie par ligature de la spermatique.

En 1829, Amussat, pour traiter un varicocèle, eut l'idée de lier la spermatique : l'atrophie s'en suivit.

Maunoir, cité par Périer, avait obtenu le même résultat.

Monod et Arthaud cherchent la cause du testicule sénile, c'est-à-dire de l'atrophie scléreuse du testicule, dans une sclérose qui rétrécit les spermatiques.

Alessandri prétend que la ligature de la spermatique, chez le chien, ne peut amener l'atrophie complète et laisse intact l'épididyme, mais reconnaît qu'elle amène de très graves désordres.

James Mac-Munn a vu, lui, l'atrophie complète.

Karewski admet que la ligature de la spermatique amène une nécrose partielle, la spermatique étant une artère terminale dans le sens de Cohnheim.

Harvey avait cru pouvoir remplacer la castration dans

le sarcocèle par la simple ligature de la spermatique.

Enfin, la source de toutes ces observations accumulées ne fait qu'apporter une confirmation de plus aux expériences faites, en 1879, par J. Miflet, de Kiew, sous l'instigation de Volkmann.

Volkmann avait observé dans son service des malades présentant les signes d'une violente inflammation du testicule, développée sans cause connue. Il avait ouvert la vaginale, et trouvé l'albuginée tachetée de plaques d'un rouge noir. Peu à peu, le testicule s'était rempli de taches d'infarctus hémorrhagiques, puis était disparu par nécrose.

Miflet s'était demandé si un processus pathologique de ce genre était causé par une embolie ou par des troubles de la circulation funiculaire et avait songé à s'en rapporter à l'expérimentation. C'est alors qu'il se rendit à l'Institut pathologique de Halles, où, auprès d'Ackermann, il pratiqua sur des chiens diverses ligatures et embolies au niveau du cordon.

Dans un premier ordre d'expériences, il leur lia la spermatique.

Dans un second ordre, il créa des embolies dans cette artère, au moyen d'injections de mercure ou de solution d'oxyde jaune dans l'eau salée.

A d'autres animaux, il lia les veines du cordon.

Enfin, une quatrième catégorie de chiens eut à la fois les veines et la spermatique liées.

Au bout d'un certain temps, il pratiqua la castration : puis fit des coupes microscopiques des testicules durcis et les examina.

Voici, puisque nous étudions actuellement le rôle de la spermatique dans la nécrose du testicule, le résumé des quatre expériences qu'il fit en janvier et février 1879.

Dans chacune de ces expériences, la spermatique est mise à nu, autant que possible au voisinage de l'orifice externe du canal inguinal, liée avec deux fils de catgut et coupée entre les deux ligatures.

## EXPÉRIENCE I.

Ligature de la spermatique interne gauche d'un chien-loup. Après l'opération, le testicule présente un léger gonflement ; la plaie cutanée se ferme par première intention. Castration quatre jours après. La capsule est intacte ; le testicule, un peu augmenté de volume, présente à la coupe, et dans la région postéro-inférieure une rougeur diffuse ayant la forme d'un coin, à base tournée du côté de l'épididyme. Le reste du parenchyme testiculaire est très pâle. Au microscope, les cellules des canaux séminifères sont en voie de dégénérescence granuleuse à la limite des infarctus hémorrhagiques. Au niveau de ces points, une coupe montre les interstices intercanaliculaires très larges, et gorgés de globules rouges, quelques-uns de globules blancs en masse fine et granuleuse. Les vaisseaux sont remplis de sang. Les canaux ont un aspect presque partout homogène. Leurs noyaux sont peu ou pas reconnaissables. A la limite du tissu sain, on trouve des formes de passage entre les canaux normaux et les canaux dégénérés. La plus grande partie de l'organe, qui est restée intacte, comme l'épididyme, ne présente aucune altération microscopique.

## EXPÉRIENCE II.

Ligature de la spermatique interne gauche d'un caniche noir, avec embolie.

Suites opératoires identiques. Castration quatre jours après. Testicule un peu gros, sans altérations extérieures. En coupe, on voit sous l'albuginée, à la périphérie du testicule, des foyers tachetés hémorrhagiques. Parenchyme glandulaire sanglant et œdématié. Les cellules des canaux séminifères ont subi partout la dégénérescence granuleuse, et sont écartées les unes des autres. Epididyme absolument normal.

## EXPÉRIENCE III.

Ligature de la spermatique interne droite chez un caniche noir, à testicules bien développés.

Trois semaines après, alors que la plaie est déjà réunie par première intention, la testicule est nettement atrophié. Quatre semaines après, il est moitié de la normale. Castration trente jours après l'opération.

Testicule très petit, dur, sans altérations extérieures. En coupe, le long de l'épididyme, on voit deux foyers jaunâtres et durs, bien délimités, séparés l'un de l'autre par une bande médiane de filaments blanchâtres. Au microscope, les deux foyers apparaissent constitués par des canaux complètement homogènes, séparés par de larges mailles fibrillaires. A la périphérie des foyers, les canaux séminifères ont totalement disparu et sont remplacés par des bandes filamenteuses de nouvelle formation d'où partent des traînées épaissies de l'albuginée et la bande médiane signalée plus haut. La bande de néoformation est formée par des cellules propres, par des cellules volumineuses brunâtres disposées en rangs, par des grains d'hématoïdine et par de très nombreux vaisseaux : ceux-ci sont remplis, les uns de sang normal, les autres de masses granuleuses brunâtres, d'autres de thrombus en voie d'organisation.

Le reste du testicule et l'épididyme sont normaux.

## EXPÉRIENCE IV.

Ligature de la spermatique interne gauche d'un caniche blanc à testicules bien développés.

Cicatrisation rapide de la plaie. Le testicule s'atrophie. Castration six semaines après. Pas d'altérations extérieures. Sur une coupe, on trouve sous l'albuginée une zône brunâtre périphérique et continue. Au microscope, on reconnait que cette zône est formée des restes des canaux séminifères disparus, et remplacés par une bande de tissu organisé identique à celle étudiée dans la préparation précédente.

Au centre de l'organe, les canaux ont un aspect finement granuleux ; leurs parois sont très épaissies et infiltrées de petites cellules ; les espaces intermédiaires sont remplis d'une masse abondante interstitielle.

Avant de tirer de cet ensemble de faits la conclusion naturelle qui en découle, il est bon de rapprocher de ces observations, la plupart expérimentales, un cas clinique tout à fait analogue. C'est celui d'Isnardi, cité dans la thèse de Flœrscheim.

Il s'agissait d'un malade de 72 ans, avec prostatisme datant d'un an, incontinence, rétention et cathétérisme inefficace. La prostate était très hypertrophiée à droite ; le testicule du côté opposé atrophié à la suite d'orchite blennorrhagique. Isnardi, pour ramener la prostate à son état normal tenta sur son malade la ligature et résection du canal déférent droit et l'opéra le 1er mai 1895. La prostate revint en effet à son état normal ; mais l'opéré eut malheureusement une atrophie complète du testicule droit.

En même temps que le canal déférent, on avait en effet compris dans la ligature « un gros vaisseau qui l'accompagnait ». Nous disons « en effet », car jamais la ligature du canal déférent n'entraîne de modifications dans l'état du parenchyme glandulaire. « L'excision d'une partie du canal déférent chez de jeunes animaux, dit Godard, dans ses *Recherches tératologiques sur l'Appareil séminal de l'Homme*, n'empêche pas le développement ultérieur du testicule, qui acquiert son volume normal, comme s'il n'était point privé de son conduit excréteur. » De très nombreuses observations cliniques ou expérimentales le prouvent surabondamment, celles de Brugnone, Bosschka, Hunter, Astley Cooper, Thomas Curling, Bardenheuer, à l'étranger ; de Gosselin, Simon, Godard, Brissaud, Routier, Loumeau, en France. Sauf Alessandri, qui émet un doute, personne n'a pu trouver un changement macroscopique ou microscopique dans le testicule, après ligature du canal déférent.

L'atrophie testiculaire, dans le cas d'Isnardi, ne peut donc être due qu'à la section de ce gros vaisseau, qu'il comprit dans la ligature du canal déférent. Ce gros vaisseau accompagnait le canal. Il est infiniment probable que ce devait être l'artère déférentielle, bien que presque toujours cette artère soit beaucoup plus petite que le canal déférent. Ce cas viendrait donc renforcer l'opinion de Patruban et de Daniell Mollière, qui jugent la déférentielle, l'un de calibre toujours supérieur, l'autre de calibre souvent égal à celui de la spermatique.

Quoi qu'il en soit, il n'est pas douteux, nous semble-t-il, que l'atrophie testiculaire chez le malade d'Isnardi soit due à la ligature de la déférentielle, et il nous est donc permis d'ajouter cette observation à la fois à l'observation I de Volkmann et à la somme des autres preuves que nous avons pu réunir des relations qui existent entre l'atrophie du testicule et la ligature de ses artères.

Pitha et Billroth, dans leur *Chirurgie*, parlent d'ailleurs de deux autres cas, l'un de Brüns, l'autre de Pitha, de gangrène testiculaire, mais sans dire ce qui avait été lié.

Ils disent ensuite quelques mots du cas de Delpech, qui paya de sa vie une opération malheureuse : malgré nos recherches à ce sujet, nous n'avons pu avoir aucun renseignement sur le procédé employé et les accidents de l'intervention.

Résumons en deux mots tous ces cas cliniques ou expérimentaux :

Une artère importante, presque constamment la spermatique, a été coupée, liée ou oblitérée, et il s'en est suivi une nécrose testiculaire.

Evidemment, c'est que l'artère laissée intacte, le plus souvent la déférentielle, n'a pu arriver à fournir à la glande, avec le concours de la funiculaire, le sang nécessaire à sa nutrition. Ici, la spermatique a joué un rôle capital.

On ne peut cependant écrire d'une façon absolue, comme l'a fait Floerscheim :

« Que la ligature de l'artère spermatique produise l'atrophie du testicule et même la gangrène (Chauveau), le fait n'est nullement contesté, et les expériences d'Astley Cooper, de Curling, de Gosselin, l'établissent surabondamment ; c'est, d'ailleurs, en partant de cette idée, qu'Harvey, le premier, puis Maunoir de Genève, Volkmann, Miflet, Niemann ont proposé de substituer à la castration la ligature de la spermatique dans le traitement des tumeurs du testicule. »

De même, il nous est permis de relever cette phrase de Folet, qui, observant une atrophie du testicule chez un enfant que huit mois auparavant il avait opéré d'une hernie inguinale étranglée, et rattachant cette atrophie à une oblitération de la spermatique par la tumeur herniaire d'abord, par la kéloïde cicatricielle ensuite, écrit dans le *Bulletin médical* :

« La minuscule artère déférentielle ne peut pas évidemment suppléer la spermatique oblitérée. »

Le fait est précisément contestable ; et, nous appuyant sur l'autorité du professeur Dubrueil, nous dirons que le chirurgien pourrait fort bien avoir une déception, qui, tombant sur un sujet où la déférentielle atteindrait le volume de la spermatique — ce qui n'est pas une rareté, comme on va le voir — s'en irait lier la spermatique pour traiter un sarcocèle.

« Qui ne comprend qu'il y a peu à espérer de la seule ligature de la spermatique, proposée par Walther et notre respectable confrère, le docteur Maunoir, de Genève, comme devant remplacer la castration ? ».

Il ne faut pas oublier en effet les observations de Terrier, de Ferron, de Carlier, qui, en opérant des varicocèles ont coupé et lié impunément la spermatique : celles d'Annandale, de Fischer, de Richelot, qui l'ont réséquée sans amener d'atrophie.

Dans les *Archives de médecine militaire*, Ferron, rapporte cinq cas très intéressants de cure radicale de varicocèle, tous d'ailleurs chez des jeunes gens. Ses opérations ont toutes été suivies de guérison, sans aucune atrophie; sauf dans un cas, il se contentait d'isoler le canal déférent avec son artère et liait tout le reste, par conséquent la spermatique. Il en concluait qu'il est inutile d'isoler la spermatique, d'abord parce que c'est prolonger l'opération, sa recherche étant souvent difficile; ensuite, parce que en la recherchant, on peut léser d'autres vaisseaux, et il admettait, avec Richelot, que la déférentielle est parfaitement suffisante.

Cette dernière opinion eut sans doute créé naguère une révolution dans le monde chirurgical. Dubrueil rapporte en effet d'après la relation de Scarpa, le cas de Gasparoli, de Pallenza qui, dans une opération d'hydrocèle, ayant malencontreusement blessé une des branches de la spermatique, pratiqua immédiatement la ligature de cette artère, puis n'hésita pas à enlever aussitôt le testicule correspondant — bien que parfaitement sain — celui-ci « étant privé du sang nécessaire à sa nutrition ».

Quelle conclusion alors tirer de ces observations, en apparence contradictoires, de celles où la ligature de la spermatique a été suivie d'atrophie, de celles où la même ligature a été impunément pratiquée ?

C'est qu'il n'y a pas un type de cordon spermatique mais des cordons spermatiques, c'est que là encore il y a de nombreuses variétés individuelles. Et ici, les différences anatomiques font les différences cliniques. Qu'importe la section de la spermatique, si la déférentielle et la funiculaire sont assez volumineuses, pour remplacer l'artère absente ? C'est là précisément la raison de ces cas de ligature, non suivis d'accidents de nécrose.

Hâtons-nous d'ajouter que ces cas là sont des cas heureux, des cas inespérés : ce sont des cas d'exception. Le chirurgien, qui opère un varicocèle, doit toujours considérer les artères déférentielle et funiculaire comme non suffisantes à elles seules, il ne doit pas profiter des antécédents heureux de Terrier, de Ferron, de Richelot, pour négliger de séparer la spermatique du faisceau veineux qu'il va réséquer.

Le rôle des artères dans la nécrose testiculaire nous

semble donc net : la spermatique étant *d'habitude* la vraie artère nourricière du testicule, sa section ou sa ligature amène *presque toujours* la nécrose. Dans les cas rares où la nutrition de la glande n'en souffre pas, c'est que la spermatique était secondaire, c'est que les vraies artères nourricières étaient la déférentielle et la funiculaire.

L'observation I de Volkmann ne nous parait donc avoir rien de surprenant ; la spermatique a été coupée, les déférentielle et funiculaire étaient impuissantes à la remplacer : la nécrose s'en est suivie tout naturellement.

Reste à interpréter l'observation II de Volkmann et celle de M. le Professeur Rochet. La spermatique a été laissée intacte et la nécrose est survenue.

Après les considérations que nous venons d'exposer, il nous serait facile de les expliquer, en disant que, si on a laissé la spermatique, par contre on a coupé la déférentielle ; que chez les deux opérés, la déférentielle était sans doute la plus volumineuse, et que la spermatique devenue insuffisante n'a pu empêcher l'évolution de l'atrophie du testicule.

Sans vouloir rien enlever de sa valeur à cet argument tout à fait plausible, nous préférons chercher d'un autre côté et ne pas tabler sur des exceptions ; car, malgré tout, et malgré Patruban, nous admettrons en règle générale, avec la très grande majorité des auteurs, que la spermatique est l'artère principale, la déférentielle une artère accessoire.

Etudions donc maintenant le rôle des veines dans la nécrose testiculaire.

## 2. — ROLE DES VEINES DU CORDON DANS LA NÉCROSE TESTICULAIRE

Etant donné les conditions anatomiques, où se trouve placé comme beaucoup d'autres organes d'ailleurs, le testicule au point de vue circulatoire, c'est-à-dire le grand nombre de veines qui en partent et les nombreuses anastomoses qui les unissent entre elles, on peut *a priori* en inférer, que la ligature de plusieurs des paquets veineux du cordon doit avoir sur la nutrition de la glande une influence plutôt minime.

C'est à cette conclusion que mènent en effet la majorité des observations expérimentales ; la majorité, disons-nous, car les résultats ne sont pas dans tous les cas absolument concordants. Dans cette discordance de quelque-uns des résultats, il faut d'ailleurs faire entrer en ligne de compte, pour une part importante, un facteur, qui, jusqu'à un certain point, est indépendant du chirurgien : nous voulons parler des complications septiques.

Ce fut Miflet qui, en 1879, continuant ses expériences en vue de rechercher la pathogénie des nécroses spontanées du testicule observées dans le service de Volkmann, songea le premier à lier les veines du cordon spermatique du chien et à observer la répercussion de cette ligature sur le testicule.

Il pratiqua deux fois cette opération et eut d'ailleurs des résultats absolument contradictoires.

Nous donnons immédiatement le résumé de ces deux expériences en notant qu'après incision des enveloppes du cordon, il isolait le canal déférent, l'artère spermatique et la déférentielle avec leurs veines collatérales, et réséquait ensuite tout le reste des veines entre deux ligatures au catgut.

## EXPÉRIENCE I.

Ligature de toutes les veines du cordon droit d'un chien blanc. Peu après, le testicule grossit et durcit d'une façon colossale. La moitié scrotale correspondante est d'un rouge sombre, et œdématiée. Cinq jours après, le scrotum est redevenu normal : le testicule est encore tuméfié, mais moins gros et moins dur. Peu à peu celui-ci redevient presque normal.

Castration six semaines après : l'examen macroscopique et microscopique ne permet de découvrir aucune modification, ni dans le testicule, ni dans l'épididyme.

## EXPERIENCE II.

Ligature de toutes les veines du cordon gauche d'un caniche blanc. Suites opératoires identiques à celles de l'expérience précédente. Aussitôt après, le testicule devient très gros, très tendu, le scrotum rouge. Huit jours après, le scrotum est normal et pâle, le testicule encore un peu tuméfié Quatre semaines après, on extirpe le testicule, qui apparaît un peu atrophié, mais cependant peu modifié.

Au contraire, à l'examen histologique, on observe de très profondes altérations des tubes séminifères : les cellules épithéliales, totalement dégénérées, n'ont plus de contours; les canaux sont homogènes et colorés en brun. Les espaces intercanaliculaires de la périphérie sont élargis et remplis d'une masse fine et granuleuse, piquetée de grains d'hématoïdine. De larges bandes de tissu fibrillaire de nouvelle formation entourent, immédiatement sous l'albuginée, des foyers homogènes de canalicules altérés. Les vaisseaux sont gorgés de sang. Le parenchyme glandulaire a donc totalement disparu.

Epididyme intact.

Quelques années avant Miflet, en 1876, Doubrowo, en Russie, s'était déjà demandé ce que devient le parenchyme testiculaire, quand on modifie les conditions de sa circulation, et avait institué des expériences dans ce sens sur des cobayes. Il avait obtenu des résultats toujours constants, atrophie du testicule à point de départ périphérique, et altérations épididymaires consécutives dues « à l'absence des fonctions physiologiques de l'organe ». Malheureusement, nulle part, il n'a songé à indiquer quelles ligatures il avait faites. Aussi ne pouvons-nous ici utiliser ces données.

Beaucoup plus importantes pour nous, sont les expériences faites en Italie par Alessandri, qui voulut vérifier les résultats de Miflet en Allemagne. Mais au lieu de lier toutes les veines du cordon, sauf les quelques veines satellites de la spermatique et de la déférentielle, il se contentait de lier les veines du plexus pampiniforme, c'est-à-dire le paquet veineux antérieur. Notons en passant que cette différence est minime, si nous en croyons Ch. Périer, « le faisceau antérieur étant considéré comme ramenant le sang du testicule, tous les autres étant uniquement destinés aux enveloppes. » Il pratiqua quatre fois cette ligature, et obtint quatre fois des troubles de nutrition du côté du testicule, un peu de dégénérescence, jamais d'atrophie.

Karewski, de son côté, est arrivé à des conclusions identiques. Nous n'avons pu retrouver ses expériences et par conséquent, nous ne savons au juste quelles sont les veines qu'il a liées, quelles sont celles qu'il a laissées. D'après lui, « la ligature des veines spermatiques provoque simplement des phénomènes de stase et d'hyperhémie du cordon. »

Enfin, Flœrschein cite un cas de Jacobson, où la ligature des veines du cordon (sans préciser davantage) amena une inflammation grave et la gangrène du testicule. Cet accident semble assez étrange à Mauclaire, puisque, le rapportant dans son article sur la tuberculose épididymo-testiculaire, il se demande si cette ligature avait été aseptique. Le même auteur ajoute que la ligature de quelques veines seulement ne modifie pas le volume du testicule et de l'épidyme.

Bien que ce nombre assez restreint d'expériences nous interdise une conclusion absolue, nous voyons que jamais la ligature veineuse n'a amené d'atrophie, que dans un cas elle a causé une gangrène, qui pourrait bien relever d'une infection, que dans un autre cas, elle a donné une dégénérescence totale du parenchyme glandulaire, mais sans lésions macroscopiques, ni modification de volume, et que, enfin, dans les autres cas. elle n'a troublé la nutrition du testicule que d'une façon insignifiante.

Les résultats des expériences bien conduites, nous permettent donc de dire avec Mauclaire, avec Karewski. avec Alessandri, que le rôle des veines dans la nécrose testiculaire semble tout à fait secondaire.

Aussi nous paraît-il peu plausible de rattacher à une résection veineuse trop étendue les accidents de nécrose, observés par Volkann et par M. le Professeur Rochet.

On ne peut nier, cependant, qu'il existe des cas indéniables de gangrène par oblitération veineuse. On a cru longtemps qu'elle était impossible, surtout après les expériences de Lœwen, en 1667, après l'observation de Larrey, où une ligature des veines fémorale et saphène n'amena aucun trouble dans la nutrition du membre inférieur, après l'assertion de Cruveilhier, écrivant en 1852 : « Je puis affirmer qu'il n'existe pas un seul fait positif de gangrène par oblitération veineuse. »

Depuis, sont venues quelques observations indiscutables, dont deux seulement, d'après Reyt, peuvent être données comme types de gangrènes purement veineuses, l'une de Brogniart (1835), l'autre de Gaillard (1894), où il n'y avait aucune lésion artérielle. Actuellement, on admet donc que la gangrène veineuse est possible ; mais, d'après Quénu, pour qu'elle soit possible, il faut des microbes et un terrain pathologique.

N'oublions pas d'ailleurs, que nous avons éliminé toute complication septique, et que, par conséquent, la gangrène semble déjà beaucoup plus difficile. Malgré tout, il n'est pas douteux que la ligature ou l'oblitération de toutes les veines d'un organe — que cet organe soit un membre ou un testicule — équivaut à la ligature de l'artère nourricière, puisque, dans les deux cas, il y a arrêt de circulation. Mais il faut qu'aucune anastomose ne puisse parvenir à rétablir la circulation de retour. Or, dans l'observation de M. le professeur Rochet, il était resté quelques veinules collatérales.

Avec J. Courmont, qui écrit : « Il est peu probable que l'arrêt de la circulation veineuse ou capillaire puisse entraîner la nécrobiose : les anastomoses sont suffisamment nombreuses pour rétablir la circulation », nous dirons donc que la nécrose, dans les observations que nous avons données au début de ce travail, nous semble peu admissible.

Il nous faut donc chercher d'un autre côté.

Dès les premières pages de ce travail, nous avons émis l'hypothèse d'une torsion du cordon spermatique. Cet accident peut-il avoir une telle influence sur la nutrition du testicule? C'est ce que vont nous apprendre les observations que nous avons réunies sur cette question et que nous allons rapporter.

## 3.— ROLE DE LA TORSION DU CORDON SPERMATIQUE DANS LA NÉCROSE TESTICULAIRE

On sait depuis des siècles, avons-nous dit plus haut, que la torsion du cordon spermatique chez les animaux que l'on veut castrer, en évitant une intervention sanglante, est toujours suivie de l'atrophie du testicule. Mais nous ne devons pas oublier que cette opération du bistournage ne consiste pas seulement dans la torsion, mais aussi dans la rupture du cordon. Chauveau dit bien que la torsion simple avec le refoulement du testicule dans le tissu conjonctif du pli de l'aine suffit pour que la greffe de l'organe s'opère de la même manière sur les parties avoisinantes, par l'intermédiaire des vaisseaux de ce tissu conjonctif, ce qui implique évidemment la mort physiologique de la glande. Mais il nous semblerait difficile, sur cette constatation unique, d'appuyer l'hypothèse que nous venons d'émettre, si des observations multiples et beaucoup plus précises ne nous permettaient de l'étudier.

La torsion simple est, en effet, parfaitement suffisante.

Lauwers rapporte l'observation d'un enfant de 16 ans, qui, ayant ressenti brusquement de vives douleurs dans la région inguinale gauche, présenta au bout de trois jours une tumeur volumineuse dans le scrotum. On pensait à une collection purulente siégeant au-dessus du testicule, ce qui conduisit à une intervention, qui fut pratiquée six jours après l'apparition des premiers symptômes. Lauwers se trouva en présence d'un testicule évoluant vers la nécrose et suspendu au bout d'un cordon aminci et exangue. Ce cordon était tordu quatre fois sur lui-même.

Wiesinger (Société de biologie de Hambourg, 1899), rapporte le cas d'un enfant de 18 mois qui fut brusquement pris d'une tuméfaction inflammatoire de la région inguinale droite. Il incisa à ce niveau et trouva à l'extrémité du cordon un testicule infiltré de sang, et dont la coupe présentait un infarctus hémorrhagique, premier stade de la nécrose. Le cordon était tordu sur son axe.

Nicoladoni rapporte l'observation d'un homme de 62 ans, qu'il opéra pour une périorchite purulente aiguë. Il trouva un testicule gros, rouge cerise — qu'il avait pris au premier abord pour l'intestin hernié, — situé derrière la vaginale. La glande était suspendue à un cordon formé de deux faisceaux tordus l'un sur l'autre. Enlevée et ouverte, on la trouva gangrénée.

Le même auteur relate le cas d'un garçon de 16 ans, atteint d'ectopie testiculaire du côté droit, et qu'il eut l'occasion d'opérer pour une inflammation soudaine de la région de l'aine avec apparition de tumeur. Il observa, là encore, un testicule très tendu, bleu foncé, déformé, évoluant vers la nécrose. Il était suspendu à un cordon tordu de 180° sur son axe, qu'il fut obligé de détordre et de réséquer.

Lauwenstein a réuni dix autres cas d'inflammation ou de sphacèle de testicule en ectopie, dû à une torsion du cordon : il n'a pu en retrouver les observations, sauf une de Mickulicz.

Anders (St-Petersburg med. Wochenschrift, 1892) rapporte le cas d'un enfant de 13 ans, qui présenta les signes d'une tumeur de l'aine gauche, ce qui fit poser le diagnostic de hernie inguinale. On incisa et on trouva une vaginale distendue par du liquide d'hydrocèle, renfermant une tumeur hémorrhagique dure, bridée par l'anneau. Cette tumeur n'était autre chose que le testicule nécrosé, suspendu au bout d'un cordon tordu sur son axe.

Bardella, dans un numéro récent (1900) d'une revue de Milan, parle sans doute d'un cas analogue, sous le titre de *Necrosi del testicolo per torsione*, bien que nous ne puissions rien préciser; il ne nous a pas été possible de nous procurer le journal en question.

Enfin, nous pouvons ajouter à cette liste une observation toute récente de Dujon et Chégut, de Moulins, publiée en octobre 1900, dans les *Archives provinciales de Chirurgie*. Il s'agissait d'un enfant de 14 ans, pris de symptômes de hernie étranglée, un mois après une suite de malaises, apparus le lendemain d'une course fatigante à cheval et en voiture. Le diagnostic paraissant ferme, le malade fut opéré immédiatement. On trouve une vaginale pleine de liquide, le testicule complètement noir, suspendu à l'extrémité d'un cordon tordu deux fois sur lui-même. Un an après, il n'en restait plus qu'une petite masse irrégulière, peu douloureuse, du volume d'une petite amande. Jamais le malade n'avait eu d'hyperthermie.

En lisant ces observations, on se demande immédiatement comment peu se tordre sur lui-même un testicule qui n'est pas libre. Normalement en effet « le testicule et l'épididyme ne sont pas isolés de toutes parts dans la fibroséreuse qui les entoure comme par exemple, c'est le cœur dans le péricarde : dans un point qui correspond à la queue de l'épididyme, les feuillets pariétal et viscéral s'unissent intimément l'un à l'autre, ou ce qui revient au même, la tunique fibreuse commune et la tunique albuginée adhèrent l'une à l'autre : le testicule se trouve donc ainsi fixé en bas et en arrière. » (Tillaux).

Il faut donc de toute nécessité que la glande ne présente pas en arrière ses attaches normales avec la fibreuse. Il faut qu'une anomalie embryonnaire soit venue modifier les rapports du testicule avec les organes voisins. L'absence du mésorchium, ce méso péritonéal qui réunit le testicule au corps de Wolff (mésovarium chez la femelle), est pour Nicoladoni la condition *sine qua non* de la torsion future du cordon. Cette particularité embryonnaire fait que le testicule, selon l'expression de l'auteur allemand qui en rapporte une observation, est suspendu au cordon comme une cerise à sa queue.

L'opinion de Reclus est que, pour pouvoir se tordre sur son cordon, le testicule « doit plonger dans la vaginale comme le cœur dans le péricarde ».

Il nous est donc permis d'admettre, sans craindre de faire une hypothèse gratuite, qu'un testicule ainsi conformé, c'est à dire libre de toutes adhérences avec la vaginale, peut parfaitement et spontanément — sous l'influence d'un mouvement violent, d'une chute, d'un saut, d'un effort, disent Duplay et Reclus — éprouver sur lui-même un mouvement de torsion tel que son pédicule vasculonerveux se trouve comprimé, au point d'arrêter complétement les échanges nutritifs entre la glande et l'organisme.

Ce phénomène nous semble encore favorisé, précisément dans la cure radicale du varicocèle par résection veineuse, par ce fait qu'on enlève au testicule une bonne partie de ses moyens de suspension ; la force de résistance du cordon à la torsion que peut lui imprimer la glande, force qui est fonction du nombre des éléments de ce cordon, se trouve donc diminuée en raison directe de la quantité des organes veineux qui ont été réséqués.

Enfin, nous noterons dans l'observation de M. le Professeur Rochet un fait singulièrement favorable à cette hypothèse: « c'est la longueur de la tige qui supportait le testicule ».

On n'oubliera pas cependant, que, quelle que soit la quantité de vaisseaux réséqués, quelle que soit la longueur de la tige funiculaire, il faut, pour qu'il puisse y avoir torsion, une condition anatomique essentielle ; l'absence d'adhérences entre la vaginale et l'albuginée. Or, cette anomalie est très rare, et il est facile de s'en rendre compte par l'intermédiaire d'une affection essentiellement banale, l'hydrocèle.

On sait que, toujours, dans les cas d'hydrocèle, le testicule se trouve en bas et en arrière, si le liquide est peu abondant ; en haut et en arrière, s'il est très abondant, les cas d'inversion mis à part. La raison en est justement dans ces adhérences intimes, qui, en arrière, fixent le testicule à la vaginale. Or, qu'on se rappelle tous les cas d'hydrocèle qu'on a pu observer. Toujours, le testicule a donné, soit à la pression, soit à l'examen par transparence, la sensation caractéristique en arrière, ce que nous traduirons en disant qu'il n'était pas libre dans la cavité vaginale. Nos souvenirs d'hôpitaux, et la rareté des observations nous prouvent donc que l'absence d'adhérences entre le testicule et la vaginale est une anomalie rare, par conséquent que la torsion n'est point permise à tous les cordons spermatiques.

Avant donc d'admettre cette hypothèse, plausible encore une fois, mais à laquelle nous ne nous rattacherons que faute d'explications plus simples, il faut chercher si une lésion opératoire des nerfs du cordon ne pourrait amener la nécrose que nous étudions.

## 4. — ROLE DES NERFS DU CORDON DANS LA NÉCROSE TESTICULAIRE

Depuis longtemps déjà on a remarqué qu'une lésion des parties centrales ou périphériques du système nerveux pouvait avoir sur le testicule un retentissement assez violent pour amener l'atrophie de la glande. Nélaton avait déjà signalé le fait.

Plusieurs observations sont venues montrer d'une façon indiscutable les liens étroits qui unissent la pathologie du testicule à certaines lésions cérébrales ou médullaires. Le processus pathogénique est d'ailleurs encore très discuté, comme toutes les questions d'anatomie, de physiologie ou de pathologie nerveuses; et bien qu'on ait assigné un peu partout des centres à tous les organes, personne ne parle encore d'un centre trophique pour le testicule et ses annexes.

Mais des expériences précises ont essayé d'élucider, pour le testicule en particulier, la question ténébreuse des nerfs trophiques.

En 1867, Obolensky a publié des recherches sur l'excision des nerfs du cordon spermatique chez le chien et chez le lapin. Il a noté que trois semaines après l'opération, le testicule diminuait de volume et que, quatre mois après, la glande était réduite au point de ne plus pouvoir être discernée du cordon. L'examen histologique a montré que l'organe avait subi tantôt la dégénérescence fibreuse, tantôt la dégénérescence adipeuse, tantôt, enfin, une sclérose un peu particulière avec surcharge graisseuse.

Le même auteur a publié une observation clinique intéressante, celle d'un ramollissement médullaire, chez un malade qui prit consécutivement une dégénérescence du nerf spermatique et une atrophie du testicule.

Prjewalski a repris ces expériences et il est arrivé à des résultats tout à fait différents ; il observa l'atrophie de la prostate et ne nota aucun changement dans l'état du testicule.

Enfin, un troisième expérimentateur, Alessandri, dont nous avons déjà parlé plusieurs fois, pratiquant l'excision du filet nerveux du cordon spermatique du chien, en est arrivé à des conclusions encore différentes. Il ne réussit à déterminer qu'une nécrose partielle de l'épithélium testiculaire, nécrose présentant ce caractère particulier de commencer par le centre de l'organe, pour se poursuivre vers la périphérie. L'épididyme ne se prenait que plus tard. On n'a pas oublié que la nécrose d'origine vasculaire commence par la périphérie du testicule et ne prend le centre qu'en dernier lieu. « Alessandri, dit Mauclaire, ne croit pas pouvoir conclure à l'atrophie terminale ».

Que conclure de ces faits expérimentaux, qui, observés sur le même animal, sont en discordance absolue, sinon qu'ils sont trop peu nombreux, que de nouvelles expériences sont nécessaires, et, qu'en somme, le rôle des nerfs, dans la nutrition du testicule, c'est-à-dire leur rôle dans l'atrophie, n'est guère qu'une énigme?

Nous venons de passer successivement en revue les différentes hypothèses qui paraîtraient pouvoir expliquer la nécrose testiculaire, dans les conditions où elle est survenue entre les mains de Volkmann et de M. le Professeur Rochet.

Nous avons étudié les résections veineuses; nous avons parlé de la torsion du cordon spermatique; nous avons dit un mot des sections nerveuses.

En somme, aucune ne nous a semblé satisfaisante.

Le rôle des ligatures veineuses, après les expériences d'Alessandri et de Karewski, nous est apparu tout à fait secondaire, et si on nous objecte le cas de Buchwald et de Litten, qui ont amené une atrophie du rein par la ligature de la veine rénale, nous répondrons qu'il y a une veine rénale, et qu'il ne reste plus rien quand elle a été liée ; au lieu qu'il y a des veines testiculaires, et que, le plus souvent, il en reste quelques-unes, quel que soit le procédé opératoire employé.

L'hypothèse d'une torsion du cordon spermatique, très plausible en somme et satisfaisante, puisque dans les cas cités dans la science, cet accident a toujours été fatal au testicule, ne nous a pas satisfait, parce que cette torsion est une rareté, étant donné les conditions anatomiques réciproques du testicule et de la vaginale.

Quant aux sections nerveuses que le bistouri peut faire dans la masse des éléments du cordon réséqué, elles ont été suivies expérimentalement de résultats trop divergents et la question est trop neuve, pour qu'elle puisse être actuellement résolue.

Nous serions donc obligés d'en rester là, sans avoir pu arriver au terme du problème que nous nous sommes posés au début de ce travail, et de terminer par le Βιος αἰνιγμα des anciens, si nous ne trouvions dans une cause, infiniment plus banale, la raison probable de ce processus de nécrose. Nous voulons parler de l'endartérite oblitérante.

Il n'est nul besoin en effet, pour qu'une artère s'enflamme, d'embolies microbiennes, calcaires, néoplasiques ou de ligatures septiques. Des altérations extrêmement minimes des parois artérielles, et dans une opération de varicocèle, la dissection des éléments du cordon soumet les artères à des manœuvres longues et violentes de tiraillement, de pincement et d'écrasement, suffisent pour amener des modifications dans l'endothélium vasculaire.

« Toute injure mécanique, toxique ou infectieuse, dit Letulle, produisant dans l'intimité des tissus une série successive de lésions dégénératives ou réactionnelles, doit être considérée comme cause inflammatoire. » Sous l'influence de l'inflammation, les cellules de l'endothélium vasculaire sont capables de réveiller en elles une force proliférante endormie et demeurée sinon latente, du moins appréciable depuis leur complet développement. Cette force tend à faire naître aux dépens des endothéliums vasculaires une végétation protoplasmique qui est le noyau du thrombus. L'endartérite est constituée. La lumière du vaisseau se comble alors peu à peu par les lames endothéliales détachées, du tissu conjonctif embryonnaire, de la fibrine et des capillaires de nouvelle formation. L'oblitération est consommée. De là à l'embolie il n'y a qu'un pas.

Le processus de l'endartérite oblitérante nous semble donc pouvoir satisfaire l'esprit d'une façon suffisante pour expliquer le pourquoi de ces nécroses testiculaires, survenues après cure radicale du varicocèle, sans qu'on ait lésé d'artère, et sans qu'on ait enlevé toutes les veines.

Nous voici donc de nouveau revenu sur le terrain artériel. Au lieu d'une ligature malencontreuse dont le chirurgien peut-être rendu responsable, c'est une oblitération qui ne dépend pas de lui, mais dans les deux cas, il y a suppression d'une partie du sang artériel.

De nouveau également, la vie du testicule va dépendre des rapports réciproques de calibre de la spermatique, de la déférentielle et de la funiculaire. La glande évoluera vers la nécrose, si les artères restées saines ne peuvent rétablir un courant sanguin suffisant. Elle restera normale, si les vaisseaux laissés intacts peuvent soit immédiatement, soit par une adaption graduelle, lui ramener la quantité de sang nécessaire à sa nutrition.

Là encore, nous nous trouvons en face de la même question de suppléance fonctionnelle, de sorte que l'on pourra aussi bien observer une nécrose du testicule, spermatique intacte, si la déférentielle est frappée d'endartérite, qu'une survie complète et parfaite d'un autre testicule, spermatique oblitérée, si la déférentielle est suffisante.

Le pronostic, dans ces cas d'endartérite oblitérante, ne peut donc être porté par le chirurgien, puisque presque toujours, il ignore ce qu'est ou ce que peut donner l'artère qu'il n'a pas découverte. Un pronostic de probabilité lui est à peine permis : en Autriche, avec Patruban, la nécrose, dans les conditions que nous venons immédiatement de résumer, n'aurait rien d'étonnant ; en France, la survie physiologique du testicule, dans les conditions contraires, serait considéré comme une rareté.

---

# CONCLUSIONS

1° Tout processus de nécrose testiculaire consécutif à une opération de cure radicale de varicocèle, en dehors de toute complication tenant soit à une infection, soit à une diathèse, doit être rattaché à des oblitérations vasculaires, surtout celles des branches artérielles maîtresses du cordon. Peut-être comme pour les membres, des résections veineuses trop étendues peuvent conduire au même résultat.

2° Dans la majorité des cas, c'est l'artère spermatique qui joue le rôle capital dans la nutrition du testicule. Si elle est respectée, la nécrose ne se voit guère.

3° Toute complication septique mise à part, le pronostic de l'opération, au point de vue de la vitalité de la glande, dépend le plus souvent, quand la spermatique a été coupée, des rapports réciproques qui existent entre le débit de la spermatique et celui de la déférentielle.

4° Toute complication septique mise à part, toutes les artères laissées intactes et avec des résections veineuses pas trop larges, le testicule peut cependant évoluer vers la nécrose. Peut-être s'agit-il alors de troubles trophiques profonds créés par des excisions nerveuses trop étendues, ou bien d'une torsion spontanée du cordon, ou encore d'un processus d'endartérite oblitérante, né au contact du foyer traumatique par irritation de voisinage.

5° L'évolution du testicule vers la mort physiologique commence par une dégénérescence scléreuse et granulograisseuse, se continue par l'atrophie et se termine par la nécrose, processus commun d'où dépendent toutes les gangrènes aseptiques.

# INDEX BIBLIOGRAPHIQUE

Albarran et Motz. — 1898. Etude expérimentale sur le traitement de l'hypertrophie de la prostate par les opérations pratiquées sur le testicule et ses annexes. *(Annales des maladies des organes génito-urinaires.)*

Alessandri. — 1895. Le lesioni dei singoli elementi del cordone spermatico e loro consequenze sulla glandola genitale. *(Policlinico.)*

Albric-Bourgès. — 1898. Contribution à l'étude de la suppuration et de la nécrose du testicule, au cours de la blennorrhagie aiguë. (Thèse, Toulouse.)

Anders. — 1891. Castration eines durch Torsion necrotischen Leistenhodens. *(S. Petersburg medicinische Wochenschrift.)*

Arrou. — 1892. De la circulation artérielle du testicule. (Thèse, Paris.)

Chauveau. — 1873. Nécrobiose et gangrène. Etude expérimentale sur les phénomènes de mortification et de putréfaction qui se passent dans l'organisme vivant. *(Lyon Médical.)*

Cheinisse. — 1900. Cure radicale du varicocèle par résection veineuse. *(Semaine Médicale.)*

Claussat. — 1900. Traitement du varicocèle par résection des veines. (Thèse, Lyon.)

COHNHEIM. — 1872. Untersuchungen über die embolischen Processe.

COURMONT J. — 1896. Leçons sur l'inflammation. De la gangrène. (*Province Médicale.*)

CURLING Th. — 1857. A practical treatise on the diseases of the testis and of the spermatic cord and scrotum.

DOUBROWO. — 1876. Sur quelques changements histologiques du testicule après la ligature des vaisseaux du cordon. (*Mémoires de la Société de biologie.*)

DUBRUEIL. — 1841. Des anomalies artérielles.

DUJON et CHÉGUT. — 1900 Un cas de bistournage spontané du testicule, simulant une hernie étranglée (*Archives provinciales de chirurgie*).

DUPLAY et RECLUS. — 1897. Traité de chirurgie.

ETOURNEAU. — 1900. Du varicocèle et de son traitement. (*Archives de médecine.*)

FERRON. — 1885. Cinq cas de varicocèle traités par la ligature. (*Archives de médecine et de pharmacie militaires.*)

FLŒRSCHEIM. — 1896. Etude sur le traitement opératoire de l'hypertrophie de la prostate et en particulier de son traitement par la ligature et la résection des canaux déférents. (Thèse, Paris.)

FOLET. — 1889. De la herniotomie chez le nouveau-né et de l'atrophie testiculaire consécutive. (*Bulletin médical.*)

GEGENBAUR. — 1889. Traité d'anatomie humaine.

HALLOPEAU. — 1893. Pathologie générale.

HAMONIC P. — 1900. Le varicocèle. (*Revue clinique d'andrologie et de gynécologie.*)

KOCHER. — 1871-1875. Krankheiten des Hodens, Nebenhodens und Samenstrangs. (Handbuch der allgemeinen und speciellen Chirurgie, von Pitha und Billroth).

LAUWERS. — 1896. Un cas de torsion du cordon spermatique. (*Société belge de chirurgie.*)

LETULLE. — 1893. L'inflammation.

LOISON. — 1900. Traitement du varicocèle par le procédé de Narath (*Société de chirurgie de Paris.*)

Mac-Munn. — 1895. Castration for prostatic hypertrophy. (*British medical journal.*)

Mauclaire. — 1900. Traitement de la tuberculose épididymo-testiculaire par les ligatures et sections des éléments du cordon. (*Annales des maladies des organes génito-urinaires.*)

Miflet J. — 1879. — Uber die pathologischen Veranderungén des Hodens, welche durch Storungen der localen Blutcirculation veranlasst werden. (*Archiv für klinische chirurgie*, von Langenbeck.)

Nicoladoni.— 1885. Die Torsion des Samenstrangs, eine eigenartige Complication des Cryptorchismus. (*Archiv für klinische chirurgie*, von Langenbeck.)

Périer Ch. — 1864. Considérations sur l'anatomie et la physiologie des veines spermatiques. (Thèse, Paris.)

Reyt. — 1897. Gangrènes d'origine veineuse. (Thèse, Paris.)

Sébileau et Arrou. — 1892. Circulation du testicule. (*Bulletin de la Société de biologie.*

Tillaux. — 1900. Anatomie topographique.

LAON. — IMPRIMERIE PERRELLON

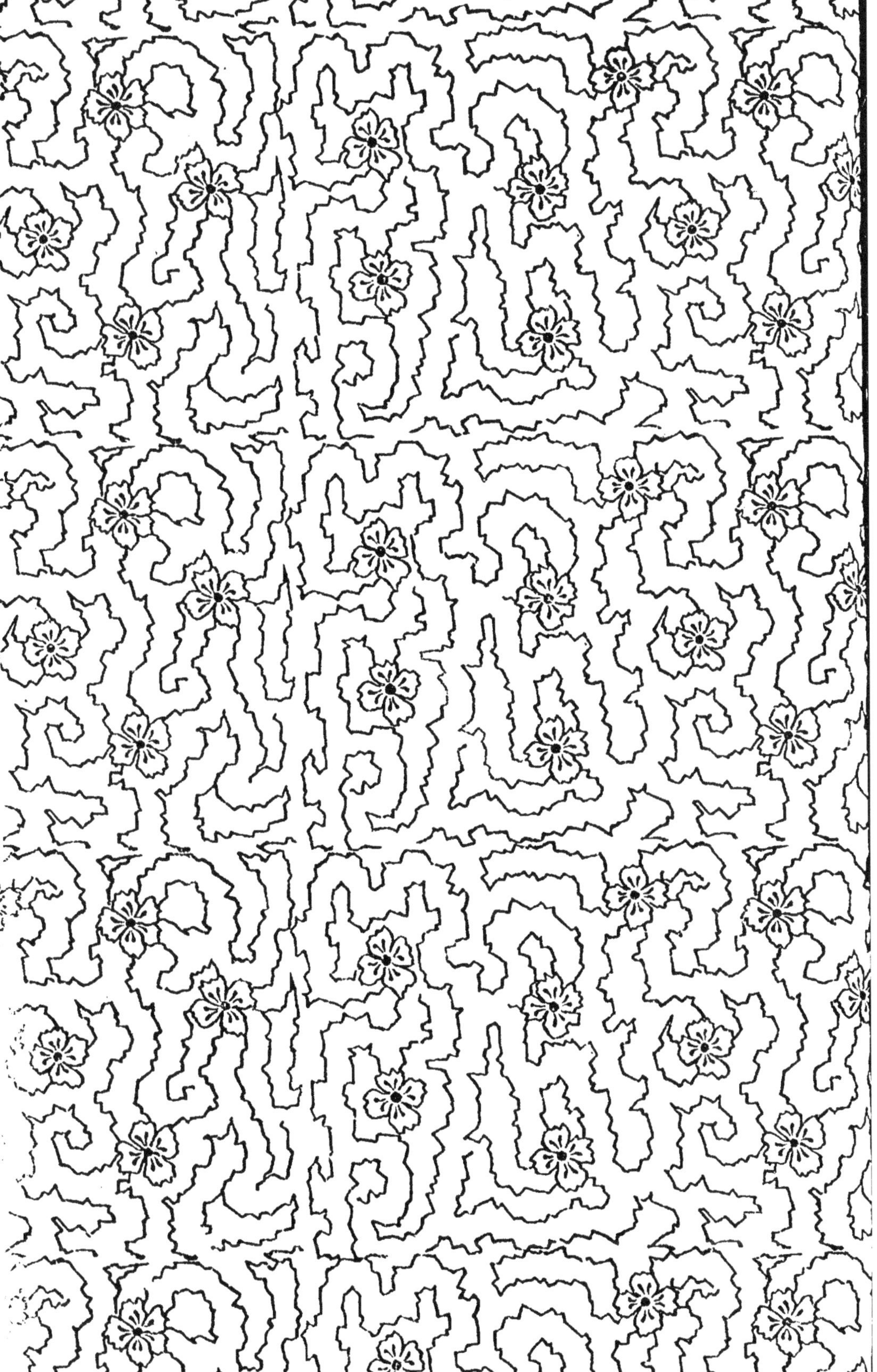

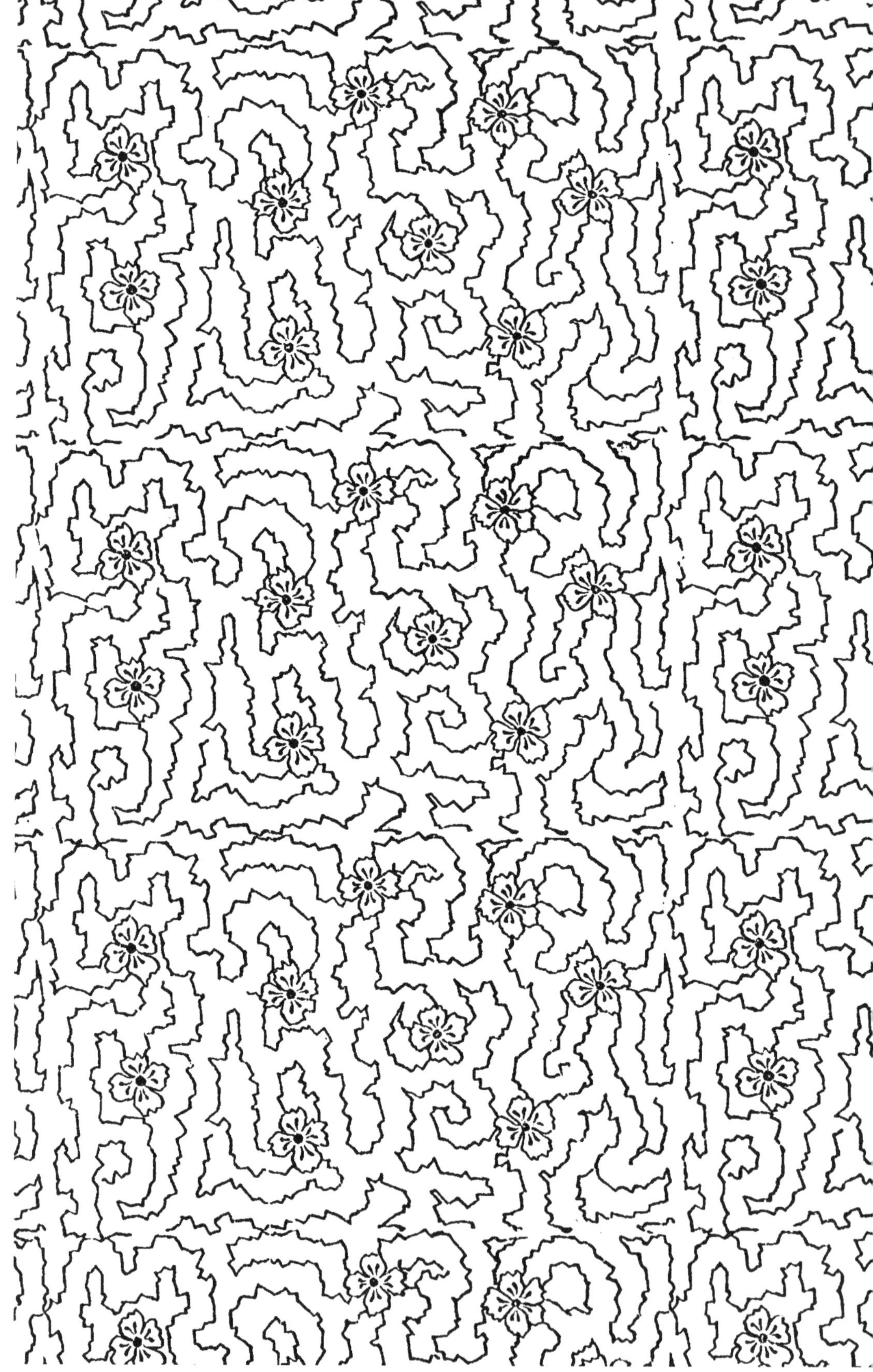

www.ingramcontent.com/pod-product-compliance
Ingram Content Group UK Ltd.
Pitfield, Milton Keynes, MK11 3LW, UK
UKHW020322220726
13923UKWH00003B/1311